AF284902

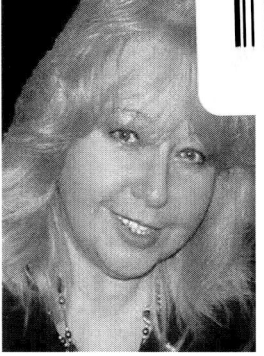

Jutta Schütz wurde in Lebach (Saarland) geboren.
Mit ihrem ersten Bestseller "Plötzlich Diabetes" (2008)
gilt die Autorin bei Kritikern als Querdenkerin. 2010
startete sie mit ihren Gesundheitsbüchern ihr Pilotpro-
jekt in Bruchsal und später bei der VHS in Wolfsburg.
Schütz schreibt Bücher, die anspornen, motivieren
und spezielles Insiderwissen liefern. Sie hat bis heute
über 80 Bücher geschrieben und an vielen anderen
Büchern mitgewirkt. Zudem hilft sie als Mentorin und
Coach vielen Neuautoren bei
der Veröffentlichung ihrer Bücher.
Als Journalistin schreibt sie für viele Verlage und Zei-
tungen. Ihre Themen sind: Gesundheit, Psychologie,
Kunst, Literatur, Musik, Film, Bühne, Entertainment.
Weitere Informationen zur Autorin und ihren Büchern findet man in den Verlagen, auf ihrer Webseite
sowie im Kultur-Netzwerk.
Mehr Infos finden Sie auf der Webseite:
www.jutta-schuetz-autorin.de
www.die-gruppe-48.net/Funktionstraeger

© **2018 Autor: Jutta Schütz**
© 2018 Buchsatz, Layout, Buchgestaltung
© 2018 Buchidee: Jutta Schütz
www.jutta-schuetz-autorin.de

© **2018 Herstellung und Verlag:**
BoD – Books on Demand, Norderstedt

ISBN: 9783752851007

Bibliografische Information der Deutschen Nationalbibliothek: Die Deutsche Nationalbibliothek verzeichnet diese Publikation in der Deutschen Nationalbibliografie; detaillierte bibliografische Daten sind im Internet über http://dnb.d-nb.de abrufbar.

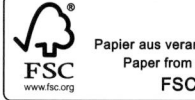

FSC
www.fsc.org

MIX
Papier aus verantwortungsvollen Quellen
Paper from responsible sources
FSC® C105338

Jutta Schütz

HILFE bei Schwangerschaftsdiabetes

Infos, Tipps und Rezepte

Inhaltsverzeichnis

Infos

Ein Schwangerschaftsdiabetes (Gestationsdiabetes) ist eine Form der Zuckerkrankheit (Kohlenhydratstoffwechselstörung), auch Glukose-Toleranzstörung genannt. Sie tritt meist in der 24. bis 28. Schwangerschaftswoche auf.
Zum Beispiel können die Kinder sehr groß werden, was Komplikationen bei der Geburt verursachen kann.

Der hohe Zuckerspiegel gefährdet Mutter und Kind und für die Mutter steigt das Risiko für hohen Blutdruck. Daraus kann sich eine lebensbedrohliche Krankheit entwickeln, eine Pröeklampsie. Sie wird auch EPH-Gestose, Schwangerschaftsvergiftung, Spätgestose, Schwangerschaftsintoxikation oder Schwangerschaftstoxikose genannt.
Die schlimmste Ausprägung ist Eklampsie (Krampfanfall, HELLP-Syndrom) – hier bricht der ganze Organismus zusammen. Außerdem besteht ein erhöhtes Risiko einer Harnwegs- oder Scheidenentzündung. Dies kann zu vorzeitigen Wehen führen.
Um einen eventuellen Schwangerschaftsdiabetes nicht zu übersehen, kontrollieren viele Frauenärzte den Zuckerspiegel (Zuckerbelastungs- oder Diagnosetest).

Zirka fünf Prozent der werdenden Mütter leiden in Deutschland unter Schwangerschaftsdiabetes.
Dieser Diabetes wird auch als Typ 4 Diabetes bezeichnet. Er verschwindet oft wieder nach der Schwangerschaft – aber während der Schwangerschaft ist diese Erkrankung nicht zu unterschätzen. Es besteht ein großes Risiko für Mutter und Kind.

Der Schwangerschaftsdiabetes ist auch vergleichbar mit einem Typ Zwei Diabetes. Dieser tritt auf, weil sich die Lebensgewohnheiten und speziell der Hormonhaushalt einer Frau während der Schwangerschaft stark ändert. Die Bauchspeicheldrüse hat mehr zu tun und die produzierte Menge an Insulin reicht nicht mehr aus um den Blutzucker konstant zu halten.

Schwangere bemerken oft nichts von ihrer Erkrankung, da der Schwangerschaftsdiabetes meist beschwerdefrei bleibt.
Grundsätzlich kann jede Schwangere an Schwangerschaftsdiabetes erkranken. Gefährdet sind Frauen mit Übergewicht, eine erbliche Vorbelastung mit Diabetes mellitus, ab einem Alter von zirka 35 Jahren und bei wiederholten Fehlgeburten.

Wie man einen Schwangerschaftsdiabetes erkennt:
- Gesteigertes Durstgefühl
- Zucker im Urin
- Harnwegs- und Nierenentzündungen
- Starke Müdigkeit
- Die Fruchtwassermenge ist oft überhöht
- Große Spannungsschmerzen im Bauch
- Starke Gewichtszunahme der werdenden Mutter
- Erhöhter Blutdruck
- Das Baby wächst übermäßig schnell
- Wachstumsstörungen des Fötus
- Vermehrte Neigung zum Erbrechen

Wird eine Schwangerschaftsdiabetes festgestellt, ist sie gut zu behandeln. Oft sind eine Umstellung der Ernährung und mehr Bewegung ausreichend. Nur zirka 30% aller betroffenen Frauen benötigen eine Insulintherapie.
Eine Umstellung der Ernährung bedeutet nicht, dass die werdende Mutter weniger essen soll, sondern die richtigen Lebensmittel.

Eine gute Ernährung sichert eine optimale Nährstoffversorgung. Werdende Mütter haben im Allgemeinen einen erhöhten Bedarf an bestimmten Nährstoffen wie Kalzium, Folsäure und Eisen. Ausreichend Gemüse, etwas Obst, Vollkornprodukte, Milchprodukte sowie Fleisch und Fisch bilden die Basis.
Um Blutzuckerschwankungen zu vermeiden, sollten schlechte Kohlenhydrate vermieden werden.

Unsere Gesundheit ist das Wichtigste in unserem Leben.
Ihr Stellenwert wird oft erst bei Krankheit oder mit zunehmendem Alter erkannt. Jeder kann frei entscheiden, wie er sich ernährt und hat damit großen Einfluss auf seine Gesundheit. Unser Immunsystem schützt uns vor Krankheitserregern wie Bakterien oder Viren und solange unsere körpereigene Abwehr funktioniert, stellt sie eine wirkungsvolle Barriere für Krankheitserreger dar. Ist unser Immunsystem jedoch geschwächt, haben Krankheiten ein leichtes Spiel.

Was sind Kohlenhydrate?
Ein Chemiker würde diese Kohlenhydrate „Zucker" nennen.
Und Zucker ist Glukose.

Kohlenhydrate sind enthalten in:
Zucker, Mehl, Kartoffeln, Reis, Mais (Brot, Nudeln etc.).
Hülsenfrüchte: Die Kohlenhydrate liegen im mittleren Bereich.
In Obst je nach Süße und Gemüse (kein Mais) zum Teil gute Kohlenhydrate.
Nüsse, Milchprodukte, Käse, Eier haben wenige Kohlenhydrate.
Fleisch, Fisch, Fett und Öle haben keine Kohlenhydrate.

Beispiele: Pro 100 g

Zucker 100	Fruchtzucker100
Cornflakes 85	Haferflocken 85
Knäckebrot 75	Zwieback 75
Brötchen 50	Vollkornbrot 50
Weizenstärkemehl 85	Reisstärkemehl 85
Kartoffelmehl 75	Kartoffeln 25
Kartoffel-Püree 75	Kartoffel-Frites 35
Reis 25	Nudeln 25
Banane frisch 21,4	Himbeeren frisch 04,8
Mandarinen frisch 10,1	Rhabarber frisch 01,4
Apfel geschält 12,4	Blattspinat frisch 00,6
Blumenkohl gegart 01,6	Broccoli gegart 01,9
Erbsen grün gegart 12,6	Spargel 01,6
Zuckermais 15,7	

Der Glykämische Index

Der Glykämische Index wird zur Bestimmung eines kohlen-hydrathaltigen Lebensmittels verwendet, das den Blutzucker-spiegel ansteigen lässt.
Je mehr Kohlenhydrate gegessen werden, desto schneller steigt der Blutzuckerspiegel.

Das heißt:
Kohlenhydrathaltige Lebensmittel haben einen hohen glykä-mischen Index, Lebensmittel mit geringfügigen Kohlenhydra-ten (z. B. wie Gemüse) einen niedrigen glykämischen Index.

GI größer als	70 =	schlecht
GI zwischen	50 und 70 =	mittel
GI kleiner als	50 =	gut

Ein hoher GI führt zu einem hohen Anstieg des Blutzucker-spiegels, was dann zu einer hohen Ausschüttung von Insulin führt. Dadurch gibt es eine Steigerung der Aufnahme von Glukose in Muskel- und Fettzellen. Es kommt zu einer Fett-speicherung.

Nach 2 – 4 Stunden kommt es zu einer Unterversorgung mit Energieträgern im Blut, was wir eine Unterzuckerung nennen. Es kommt zu einem Teufelskreis, denn wir haben wieder Hunger. Wir haben Appetit auf kohlenhydratreiche Lebensmittel.

Der starke Abfall des Blutzuckerspiegels bei Lebensmitteln mit hohem GI kann zu Veränderungen im Verdauungsprozess führen sowie zu einem vermehrten Hungergefühl.

Bei übergewichtigen Menschen funktioniert der Kohlenhydratstoffwechsel viel langsamer, aber man kann die Ernährung gut darauf einstellen.

Das blutzuckersenkende Hormon Insulin ist entscheidend am Wachstum der Fettdepots beteiligt. Wenn wir viele Kohlenhydrate essen, wird auch viel Insulin ausgeschüttet, das den Blutzuckerspiegel wieder senkt. Es hemmt aber auch gleichzeitig die Fettverbrennung in der Muskulatur. Dies wiederum fördert die Fetteinlagerung im Fettgewebe.

Insulin ist ein Masthormon.

Essen wir also zu viele Kohlenhydrate, verbrennt unser Körper weniger Fett. Dadurch sinkt unser gutes HDL-Cholesterin und die Triglyzerid-Werte erhöhen sich. Das schlechte LDL-Cholesterin wird aggressiv (atherogen). Es entsteht nicht selten eine Diabetes mellitus Typ 2, Herzinfarkt oder Schwangerschaftsdiabetes.

Auf den Lebensmittel-Etiketten gibt es auch andere Bezeichnungen für Zucker:

Lävulose, Fructose, Farin, Glucosesirup, Saccharose, Glucose, Dextrose, Maltrodextrose, Invertzucker, Maltrose, Lactose.

Auch der Milchzucker, Fruchtzucker, brauner Zucker, Rohzucker oder Traubenzucker sind keine guten Zuckerarten.

Der Zucker bewirkt das Gleiche im Körper wie Stärke.

Heißt es zum Beispiel: Lebensmittel ohne Zucker, dann wurde nur kein Haushaltszucker verwendet.

Und dieser heißt: Saccharose.

Viele Menschen haben eine Übersäuerung des Gewebes durch zu viele Kohlenhydrate.

Glukose besteht aus einer ringförmigen Verbindung, aus sechs Kohlenstoff Atomen und jedes dieser sechs Atome hat vier chemische Bindungen.

Es gibt verschiedene Formen von Low Carb

LCHF

Diese Buchstaben: LCHF stehen für: Low Carb – High Fat.

Das heißt: Wenig Kohlenhydrate, viel Fett. Es ist eine Ernährung bei der man die Einnahme von Kohlenhydraten beschränkt.

In den letzten Jahren ist in Schweden eine große Diskussion ausgebrochen und das höchste, schwedische Amt in Gesundheitsfragen (Socialstyrelsen) hat Anfang 2008 die Behandlung von Diabetes Typ Zwei und Übergewicht mit Hilfe der LC-Ernährung anerkannt.

LCHF besteht aus drei Bausteinen:

1. Baustein: Man begrenzt die Kohlenhydratzufuhr auf ein Minimum.

2. Baustein: Man ersetzt die dadurch fehlende Nahrungsmenge mit natürlichem Fett, d.h. weitestgehend „tierischem" Fett.

3. Baustein: Man ernährt sich mit natürlichen Nahrungsmitteln (d.h. keine künstlichen Zusatzstoffe, keine Süßstoffe etc.).

Alle Kohlenhydrate (sowohl schnelle als auch langsame) werden im Magen zu einfachen Zuckerarten gespalten. Durch den Darm werden sie dann ins Blut aufgenommen und das führt zum Anstieg des Blutzuckerspiegels. Dies wiederum dann zur Steigerung des Hormons Insulin.

Und dieses Insulin ist das Hormon, das hauptsächlich für die Fetteinlagerung verantwortlich ist und uns dick werden lässt. Wenn zu viel Insulin im Körper vorhanden ist, verhindert dieses Hormon die Fettverbrennung. Der Überschuss an Nahrung wird in die Fettzellen eingelagert. Die begrenzte Einnahme von Kohlenhydraten verhindert den Anstieg des Blutzuckerspiegels. So wird es dem Körper leicht gemacht von den eigenen Fettreserven zu leben, da deren Freisetzung nicht mehr ständig durch ein zu hohes Insulinniveau im Blut verhindert wird. Dies kann auch einer der Gründe sein, warum ein hoher Fettkonsum länger sättigt als der Konsum von Kohlenhydraten.

In vielen Studien, wo Versuchspersonen mit LCHF so viel essen durften, bis sie satt waren, hat sich gezeigt, dass die Kalorienmenge geringer war als im Vergleich zu denen die normales Essen gegessen haben.

Man sollte versuchen auf die eigenen Körpersignale zu hören und nur so viel essen, bis man satt ist.

Wenn man die Kohlenhydrate so weit wie möglich reduziert und gleichzeitig nicht an Fett spart, dann stellt sich der Körper automatisch darauf ein.

Diesen Vorgang nennt man „Hormonelles Abnehmen".

Man ist immer satt und leidet nicht an ständigem Hungergefühl.

Quelle: Der Inhalt ist teilweise aus dem schwedischen übersetzt.
Kalorien zu zählen ist eine sehr schlechte Methode um die Energieaufnahme eines biologischen Wesens zu messen.

Beim Verzehr von sehr geringen Mengen an Kohlenhydraten bleibt der Blutzucker auf einem normalen, niedrigen Niveau. Ein normaler, niedriger Blutzuckerspiegel sorgt dafür, dass der Insulingehalt des Blutes gering bleibt. Bei einem niedrigen Insulingehalt wiederum wird das Hormon Glukagon freigesetzt. Glukagon sorgt dafür, dass u. a. die Fettsäuren im Fettgewebe (sowie das Fett aus der Nahrung) in Glukose umgewandelt werden.

Glukose wird vom Gehirn, den Muskeln und anderen Körperorganen als Brennstoff benötigt. Dies setzt voraus, dass eine gewisse Menge an tierischem Fett dem Körper durch die Nahrung zugeführt wird.

Ist bereits eine große Menge an Körperfett vorhanden, braucht man weniger Fett mit der Nahrung zuzuführen aber man sollte dennoch ausreichend an Proteinen verzehren, um die optimale Funktion der Zellen zu garantieren.

Eine große Portion Stärke oder andere Zuckerarten sowie Kohlenhydrate kann den Körper in eine Stresssituation bringen, durch einen kräftigen Insulinanstieg (als Folge des Kohlenhydratverzehrs) der wiederum eine Kortisol-Ausschüttung verursacht. Der Körper benötigt dann ca. 48 Stunden, um das Kortisol wieder abzubauen. Das Hormongleichgewicht ist dadurch ganze 2 Tage gestört; viel Zeit zur Fetteinlagerung!

Die oben erklärten Zusammenhänge machen verständlich, dass die Kalorienmenge ziemlich uninteressant ist, oder?

Der ganze Gewichtszunahme-/Gewichtsabnahmeprozess (in Form von Fett) wird ja ausschließlich von unserem Hormongleichgewicht gesteuert!

Daher ist es sehr wichtig, die eingenommene Kohlenhydratmenge so niedrig wie nur möglich zu halten, wenn man möchte, dass das Glukagon die Fettlager beseitigen soll.

Es ist zudem sehr wichtig, dass man nicht schummelt falls man schon viele Diäten gemacht hat, denn hierbei dauert es eine Weile bis der Körper versteht, dass es diesmal wirklich ernst gemeint ist. Sein Hormonsystem umzustellen ist etwas, das man ernst nehmen sollte.

Worauf man ganz verzichten sollte:
Zucker, Sirup, Süßigkeiten, süße Getränke, Kuchen, Gebäck und Produkte, in denen viel Zucker versteckt ist.

Wo sind überall Kohlenhydrate drin?
In Kartoffeln, Kartoffelprodukte wie z. B. Chips und Pommes, Reis, Mais, besonders Cornflakes, Popcorn, Getreideprodukte wie Nudeln, Brot, Kuchen, Müsli etc. Auch in Vollkornprodukten oder Produkten aus Dinkel!

Vorsicht auch bei Wurstprodukten. Diese enthalten oft Glutamat. Das ist ein Geschmacksverstärker (E621, E6259). Es gibt auch Wurst ohne diese Zusätze die man durch genaues Lesen des Inhaltsverzeichnisses finden kann.
Margarine wurde oft dazu verwendet, wenn man eine Diät zum Abnehmen machen wollte. Diese sind oft auf chemische Weise gehärtet und schaden eher dem Körper als dass sie nützen. Auch flüssige Margarinen zählen zu dieser Sorte.
Obst ist „möglicherweise" gesund, aber es erhöht den Blutzuckerspiegel und die Fruktose geht direkt in das Fettgewebe und wird dort als Fett gelagert.

Wieviel Obst ist gesund?
Vielleicht haben die Kinder ja noch ein ungetrübtes Verhältnis zu unseren Nahrungsmitteln, denn es gibt sehr viele Kinder, denen man das Obst regelrecht aufzwingen muss, weil man ja schon jahrelang von den Medien eingetrichtert bekommt, dass man viel Obst essen muss.
Bei der LCHF wird Obst zu den Süßigkeiten gezählt. Besonders Trauben und Bananen enthalten viele Kohlenhydrate.
Diese Ernährungsform empfiehlt, dass man höchstens eine Frucht täglich als Nachspeise essen sollte.
Geschieht die Gewichtsabnahme aber zu langsam, sollten Obst und Nüsse ganz ausgeschlossen werden bis man sein Zielgewicht erreicht hat (wenn es ums Abnehmen geht).

Low Carb

Was eine Low-Carb-Ernährung ist, haben die Ernährungswissenschaftler: Dr. med. Wolfgang Lutz, Dr. med. Jan Kwasniewski, Dr. Siegfried Seifert und Dr. C. Ehrensperger sowie auch Stefan Schaub schon beschrieben. Sie sagen, dass eine Low-Carb-Ernährung zu einer besseren Gesundheit führe. Die Kohlenhydrate werden eingeschränkt und durch Fett ersetzt. Das Fett ist ein idealerer Brenn- und Treibstoff als die Kohlenhydrate.

Diese Ernährungsform funktioniert aber nur, wenn man dem Körper täglich nicht mehr als 6 Broteinheiten liefert.

Ab dem 3. Tag verschwindet das Hungergefühl und der Blutzuckerspiegel wird dann stabil.

Eine Kohlenhydratarme Ernährungsform muss nicht unbedingt nur aus Fleisch und Fett bestehen!

Dr. Jan Kwasniewski kann Erfolge verzeichnen durch seine Kohlenhydratarme Fleischkost.

Breuss durch Gemüsesäfte,

Budwig durch die Öl-Eiweiß-Kost ohne Fleisch und Fisch,

Gerson verzeichnet Erfolge durch pflanzliche Frischkost und Franz Konz durch Wildkräuter und „Urkost alles roh".

Viele meinen Low-Carb sei gleich Fleischkost.

Aber Kohlenhydratarm ist ein verschieden anwendbarer Grundsatz.

Es muss genauer heißen: Kohlenhydratarme pflanzliche Frischkost oder Kohlenhydratarme Gemüsesaft-Kost, oder Kohlenhydratarme Öl-Eiweiß-Kost, oder Kohlenhydratarme Fleischkost (oder Fisch).

Alle Low-Carb-Wissenschaftler sagen aus, dass man mit einer Low-Carb-Lebensweise Ausdauer im Sport und in der Gesundheit erreichen könne.

Bei dieser Lebensweise würden die Heißhunger Attacken verschwinden, weil es keine Blutzuckerschwankungen mehr gäbe. Die Sättigung hält über viele Stunden an.

BBC ließ jahrelange Testreihen laufen. Es erwies sich, dass dieses Low-Carb der Schlüssel in der Ernährungsrevolution ist. Diabetes bis hin zum Krebs hat als Grundursache den Überkonsum an Kohlenhydraten. Getreideprodukte belasten Leber und Bauchspeicheldrüse.

Es wird auch behauptet, dass die Ursache von Nahrungs-Intoleranz und Allergie auch darauf zurück zu führen sei, dass der Mensch zu viele Kohlenhydrate esse. Die Ernährungswissenschaftler sagen auch, dass man keine Angst haben braucht vor tierischen Fetten. Gefährlich seien nur die Transfette aus den Fabriken und die Erhitzung.

Auch Kwasniewski warnt vor Pflanzenölen.

Es wird berichtet, dass Fett nur dann fett machen würde, wenn man es mit Insulintreibenden Kohlenhydraten kombiniert. Je höher die Stärke erhitzt wird, umso schneller tritt sie ins Blut über und fordert das Insulin heraus.

Nur wenn der Insulinspiegel im Blut genügend hoch ist, dann kann das Fett in die Fettgewebszellen eingeschleust werden.

Was wirklich „Fett" macht, ist eine Kombination aus Zucker und Fett wie zum Beispiel: Kuchen.

Diese komplette Einschränkung des Brotes und Kuchens schreckt zu fast 90% die Menschen ab, überhaupt mit so einer Low-Carb-Diät anzufangen.

Aus diesem Grunde sage ich ihnen dann, dass es Möglichkeiten gibt, auch Brot ohne Mehl zu backen. Dadurch kann man die Menschen an eine kohlenhydratarme Ernährungsform heranführen.

Seit vielen Jahren wird uns eingeredet, man muss besonders auf tierische Fette aufpassen und mehr Vollkorn essen. Warum werden dann die Menschen immer kränker, immer dicker? Die Autoren Lutz und Kwasniewski belegen mit ihren geheilten Patienten dass die Menschen die tierischen Fette viel besser vertragen.

Die Butter belastet die Leber nicht, eher das Brot und der viele Alkohol. Unsere Vorfahren hatten nie so viele „schnelle komprimierte" Kohlenhydrate zur Verfügung.
Unsere Gene sind noch so wie vor 40.000 Jahren. Der Getreideanbau und die Milchwirtschaft gibt es erst seit ca. 10.000 Jahren.
Inuit-Eskimos und die Lappen leben von rohem Rentier-Fleisch. So lange sie keinen Zucker und Mehl bekamen, lebten sie viel gesünder als jetzt mit den so gepriesenen gesunden Südfrüchten und Salaten.

Die Atkins-Diät
Atkins ist eine Diät nach dem Low-Carb-Prinzip. Sie reduziert am Anfang der Diät sehr stark die Kohlenhydrate und nutzt das Fett und die Proteine als Hauptenergieträger. Der Körper schaltet auf Energiegewinnung (Keton-Körper) um.
Atkins veröffentlichte 1970 sein Diät-Buch und seine Devise hieß: Fett und Protein sind erlaubt.
Der Blutzuckerspiegel soll niedrig gehalten werden. Vitamine und Mineralstoffe sollen durch Zusatzpräparate aufgenommen werden.
Bei dieser Diät gibt es vier Phasen.
Personen mit großem Übergewicht sollen mit Phase 1 anfangen, um möglichst schnell in die Lipolyse (Ketose) zu kommen. Dadurch verbraucht der Körper Fett!
Die Phasen 2 – 3 bedeuten, dass man wieder ein paar Kohlehydrate essen darf.
Die Phase 4: Wenn man nicht mehr weiter abnimmt, sollte man auch auf die Kalorienmenge achten.
Robert Atkins war ein Amerikanischer Kardiologe und Ernährungswissenschaftler. Bekannt wurde er durch die nach ihm benannte Atkins-Diät. Er verstarb im April 2003.

Die Logi-Methode

Diese Logi-Methode ist auch eine kohlenhydratreduzierte Ernährungsform. Sie beruht auf einer Ernährungs-Empfehlung der Adipositas Ambulanz der Harvard-Universitätskinderklinik und wurde bei übergewichtigen Kindern und Jugendlichen eingesetzt.

Logi stand dort für die Abkürzung: Low Glycemic Index (engl. niedriger Glykämischer Index). Von dem deutschen Ernährungswissenschaftler: Dr. Nicolai Worm wurde diese Ernährungsform in Deutschland angepasst und 2003 in Buchform veröffentlicht. Sie adaptiert die Vorschläge von: David Ludwig (Harvard Uni-Kinderklinik) unter Evidenz-Gesichtspunkten.

Dr. Worm möchte die Logi-Methode nicht als Diät, sondern als eine dauerhafte Ernährungsweise verstanden wissen (Low Glycemic and Insulinemic).

Bei der Logi-Methode darf man alles essen. Der Anwender orientiert sich an der Logi-Pyramide.

Gemüse, Salate und Obst sowie Öle, Fleisch oder Fisch stellen die Basis der Ernährung dar. Der Schwerpunkt sollte auf den stärke- und zuckerarmen Lebensmitteln liegen.

Beim Obst solle man auf den Zucker bzw. auf die Kohlenhydrate achten. Je süßer die Frucht, desto größer der Zuckergehalt. Das kann eine zu hohe Glykämische Last bewirken!

3 Portionen Gemüse und 2 Portionen Obst sollten pro Tag verzehrt werden. Bei den Ölen sollte den Vorzug erhalten: Olivenöl sowie Öle mit relativ hohem Anteil an Omega 3 Fettsäuren (Rapsöl, Walnussöl und Leinöl).

Die Eiweißlieferanten sind: Mageres Fleisch, Geflügel und fetter oder magerer Fisch sowie Milchprodukte, Eier, Nüsse und Hülsenfrüchte. In begrenzten Mengen kann man essen: Vollkornprodukte (Reis, Nudeln). Ganz weg lassen sollte man: Weißmehl, Kartoffeln und Süßwaren.

Die Basis der Logi-Pyramide ist die glykämische Last. Der Blutzuckerspiegel soll konstant auf niedrigem Niveau gehalten werden. Die benötigte Energie sollte aus 45 Prozent fetthaltiger und 25 Prozent eiweißreicher Nahrung kommen.

Laut Worm ist die Logi-Methode für alle Menschen geeignet. 2006 wurde eine Studie veröffentlicht, in der über die positiven Erfahrungen von Typ II Diabetikern berichtet wurde (Reha-Klinik Überruh).

Die Logi-Ernährung kann als eine so genannte Low-Carb-Ernährung eingestuft werden und sie ist eine Weiterentwicklung der Ernährungsvorschläge von David Ludwig von der Medizinischen Fakultät der Harvard Universität. Dr. Worm hat dessen Logi-Pyramide einvernehmlich modifiziert.

Die Montignac Methode

Montignac war der Erfinder dieser Ernährungsmethode. Diese Ernährung soll zur Gewichtsabnahme und zur Gesundheitsförderung beitragen. Der Erfinder lehnt auch die Bezeichnung Diät ab. Von ihren Befürwortern wird sie als Dauerernährung empfohlen und enthält Elemente der Glyx-Diät, Trennkost-Diät und von Low-Carb.

Bei der Montignac-Methode soll weder auf Eiweiß, Fett noch auf Kohlenhydrate verzichtet werden. Die Kohlenhydrate werden in „gute" und „schlechte" eingeteilt. Und die „schlechten Kohlenhydrate" sollte man meiden!

Es gibt einige Montignac-Regeln:

Sehr gute Kohlenhydrate (GI bis 35) dürfen mit einer beliebigen Menge an Eiweiß und Fett kombiniert werden. Gute Kohlenhydrate (GI von 35-50) sollte man nicht mit Fett kombinieren. Schlechte Kohlenhydrate (GI von 50-100) sollte man ganz weglassen.

Für die Gewichtsabnahme ist es wichtig, dass der Insulin-Spiegel konstant niedrig bleibt. Dadurch wird die aufgenommene Nahrung vollständig verbrannt. Es kann Fett abgebaut werden.

Montignac gliedert seine Diät in zwei Phasen:
1. Gewicht zu verlieren. Es dürfen nur Lebensmittel mit einem niedrigen GI gegessen werden.
2. Gewicht stabilisieren. Hier gibt es Ausnahmen bis hin zu den Kartoffeln.

Die Glyx-Diät
Bei der Glyx-Diät sollen überwiegend Lebensmittel mit einem niedrigen glykämischen Index gegessen werden. Die Eiweiß-Fett-, Kalorienmenge- und Kohlenhydrate der Nahrung sind nachrangig.
Diese Diät stammt von Marion Grillparzer (Diplom-Ökotrophologin). Sie führte 1999 den Begriff: Glyx als Kurzform für: glykämischer Index ein und ist mit der Logi-Methode/Montignac verwandt. Sie wird als Gewichtsreduktion und Dauerernährung empfohlen.

Die South-Beach-Methode
Die South-Beach-Methode ist eine Variante der Atkins-Diät. Sie wurde von dem Kardiologen Arthur Agastston entwickelt. Er stellte eine gesunde Ernährungsweise für seine Herzpatienten zusammen. Die Diät wurde später nach seinem Wohnort in Florida benannt.
Während die Atkins-Diät keine, oder nur wenige Kohlenhydrate erlaubt, findet die South-Beach-Methode ein gesundes Mittelmaß. Sie orientiert sich sowie die Glyx-Diät an dem so genannten „glykämischen Index".
Agatston unterscheidet drei Phasen:
1. Phase: Ist die strengste Phase. Hier geht es darum, den Körper an die neue Ernährungsweise zu gewöhnen. Man verliert in den ersten zwei Wochen ca. 4 – 6 Kilo.
2. Phase: Stück für Stück das Idealgewicht erreichen. Das heißt: Pro Woche verliert man in dieser Zeit ca. ½ -1 Kilo an Gewicht.
3. Phase: Das Gewicht halten. Nicht mehr in die alten Essgewohnheiten zurück fallen.

Die Lutz-Diät

Die Lutz-Diät ist fettreich und kohlenhydratreduziert. Sie wurde in den Jahren 1950 – 1960 von dem österreichischen Arzt Wolfgang Lutz entwickelt und gehört zu den Low-Carb-Diäten und gleicht der Atkins-Diät.

Lutz studierte in Wien und Innsbruck Medizin und habilitierte 1943 an der Wiener Universität. In seinem Buch: Leben ohne Brot (1967), berichtete er über seine gesundheitlichen Problemen wie Hüftarthrose, chronische Polyarthritis und Erschöpfungssyndrome.

Durch die Umstellung auf eine kohlenhydratarme Diät mit 6 Broteinheiten pro Tag (ca. 72 Gramm Kohlenhydrate) konnte er seine Krankheiten heilen bzw. deren Fortschreiten zum Stillstand bringen.

Daraufhin entwickelte er eine allgemeine Theorie zur Schädlichkeit von Kohlenhydraten für die Gesundheit. In verschiedenen Publikationen hat er sie veröffentlicht.

Wolfgang Lutz erhielt für sein Werk die Auszeichnung der Royal-Society of Medicine sowie im Jahr 2007 den Freedom of the City of London Award. Er ist Ehrenprofessor der Metropolitan University of Dublin, Irland.

ACHTUNG!
Bei Diabetes mellitus Typ 1 (Insulinmangel) kann es zu einer schweren Ketose bis hin zur Ketoazidose kommen.

Eine „Kohlenhydratarme Ernährung" korrigiert den gestörten Stoffwechsel und hilft das Übergewicht zu verringern. Der Blutzucker wird durch diese Ernährungsweise stabilisiert. Diese Art der Ernährung entlastet den Körper in vielen Bereichen.

Bei einer Reduzierung der Kohlenhydrataufnahme wirkt sich das nicht nur positiv auf den Blutzuckerspiegel aus, sondern auch auf die Bauchspeicheldrüse. Sie schaltet bei der Produktion des Hormons Insulin einen Gang runter, dadurch wird die Gefahr gebannt an Diabetes zu erkranken. Eine „Kohlenhydratarme Ernährung" bedeutet nicht auf Kohlenhydrate völlig zu verzichten. Diese Ernährung steht für eine verminderte Aufnahme von Kohlenhydraten. Die Befürchtung bei der Ernährungsumstellung eine Mangelerscheinung zu bekommen, kann widerlegt werden.

Es gibt eine ausreichende Zufuhr von Kohlenhydraten durch den Verzehr von:

- Gemüse
- Milch
- Quark
- Joghurt
- Nüsse
- Obst (kein Steinobst oder Bananen)

Entscheidend ist immer, wie hoch der Zuckeranteil (Kohlenhydrate) ist, der in dem jeweiligen Lebensmittel steckt. Das Hormon Insulin (blutzuckersenkend) ist entscheidend am Wachstum der Fettdepots beteiligt. Wenn wir viele Kohlenhydrate essen, wird viel Insulin ausgeschüttet, das den Blutzuckerspiegel wieder senkt.

Insulin ist ein Masthormon. Essen wir zu viele Kohlenhydrate, verbrennt unser Körper weniger Fett. Das gute HDL-Cholesterin sinkt und die Triglycerid-Werte erhöhen sich. Das schlechte LDL-Cholesterin wird aggressiv. Es entsteht nicht selten eine Diabetes mellitus Typ 2, Herzinfarkt oder Schwangerschaftsdiabetes.

Geschmacksverstärker Glutamat

Noch immer wird der Geschmacksverstärker Glutamat in unzähligen Fertignahrungsmitteln und Würzmitteln eingesetzt, obwohl bekannt ist, dass Glutamat gesundheitsschädlich ist.

Im Unterschied zu den bekannteren Rauschgiften, die high machen, erzeugt Glutamat künstlich Appetit, weil es die Funktion unseres Stammhirns stört.

Das Stammhirn „limbisches System" regelt neben den elementaren Körperfunktionen unsere Gefühlswahrnehmung und den Hunger.

Glutamat könnte folgende Störungen verursachen:

- Depressionen
- Chronische Verstopfung der Nasenschleimhäute
- Herzjagen
- Herzklopfen
- Hirnschäden (Läsionen)
- Hyperaktivität
- Konzentrationsschwäche
- Wachstumsstörung
- Schweißausbrüche
- Mundtrockenheit
- Sodbrennen
- Ungewöhnlicher Durst
- Frösteln
- Gerötete Hautpartien
- Stresswirkungen
- Gesichtsmuskelstarre
- Kopfschmerzen
- Nackentaubheit
- Gliederschmerzen
- Allgemeine Schwäche
- Magen- und Darmprobleme
- Übelkeit
- Erbrechen

- Durchfall
- Bluthochdruck
- Migräne
- Begünstigt Alzheimer
- Multiple Sklerose
- Parkinson
- Augenschäden
- Heißhunger

Inzwischen weiß man, dass Glutamat bei Krankheiten wie Alzheimer, Multipler Sklerose oder Parkinson eine unheilvolle Rolle spielt. Die Sinneswahrnehmung wird deutlich eingeschränkt und die Lernfähigkeit und das allgemeine Konzentrationsvermögen nehmen nach Einnahme von Glutamat bis zu mehrere Stunden lang nachhaltig ab.

Bei Allergikern kann Glutamat epileptische Anfälle bewirken oder sogar zum Soforttod durch Atemlähmung führen.

Nach Meinung des an der Hirosaki Universität in Japan tätigen Forschers Dr. Ohguro ist Glutamat auch für eine Schädigung der Augen verantwortlich.

Fest steht, dass Konzentration und Lernfähigkeit durchaus mit einer intelligenten Auswahl der Speisen und Getränke verbessert werden können. Und wer sich so ernährt, dass er weniger vergisst, hat auch gleich bessere Laune.

Die Wechselwirkung von Ernährung und Gesundheit ist evident und gerade angesichts der Kostenexplosion im Gesundheitswesen sollte sich jeder darauf besinnen, was er selbst für seine Gesundheit tun kann. Man muss auch kein Ernährungswissenschaftler sein, um eine gesunde und schmackhafte Ernährung, die sich nebenbei auch positiv auf eine schöne Haut und Haare auswirkt, auf den Tisch zu zaubern.

Schilddrüsenhormonbaustein

Ärzte unterschätzen immer noch den Zusammenhang zwischen Diabetes, Schilddrüse und Jod. Diabetiker sollten jährlich ihre Schilddrüsenfunktionen überprüfen lassen.

Professorin Petra-Maria Schumm-Draeger (Klinik für Endokrinologie, Diabetologie und Angiologie – Bogenhausen, München) sagt gegenüber der Fachzeitschrift: Ernährungs-Umschau, dass sich Störungen im Hormonhaushalt der Schilddrüse und der Bauchspeicheldrüse gegenseitig beeinflussen und auch die Jodzufuhr diese Wechselbeziehungen mit bestimmt. Dies würde immer noch unterschätzt.

Viele Diabetiker sind häufig nicht ausreichend mit dem Schilddrüsenhormonbaustein Jod versorgt, erklärt Schumm-Draeger.

Durch den Diabetes an Nieren-Erkrankte, scheiden vermehrt Jod über den Urin aus, was zu einer jodmangelbedingten Schilddrüsenvergrößerung führt. Gleichzeitig wirkt sich ein schlecht eingestellter Stoffwechsel bei Diabetikern direkt auf die Schilddrüsenhormone aus, die dann plötzlich erniedrigt sind. Sie täuschen damit eine Schilddrüsenunterfunktion vor.

Umgekehrt erschwert eine Fehlfunktion der Schilddrüse, den Diabetes einzustellen.

Typ-1-Diabetiker sind vermehrt von einer immunologisch bedingten Schilddrüsenerkrankung betroffen.

Die Deutsche Gesellschaft für Ernährung empfehlt Jugendlichen, Erwachsenen und Diabetikern täglich 180 bis 200 Mikrogramm Jod aufzunehmen.

Professor Peter Scriba, der Leiter des Arbeitskreises rät Diabetikern täglich auf eine ausreichende Jodzufuhr zu achten. Hilfreich hierbei sind neben Jodsalz auch Jodtabletten.

Jod ist der Baustein der Schilddrüsenhormone T3 (Trijodthyronin) und T4 (Thyroxin), die viele Stoffwechselprozesse im Körper steuern.
Quellen: Veröffentlichung der Fachzeitschrift „Ernährungs-Umschau" Jun 2008
Schumm-Draeger P-M: Schilddrüsenfunktionsstörungen und Diabetes mellitus. Bis heute (2013) hat sich nichts geändert. Nur wenige Ärzte informieren darüber.

Die Behandlung des Schwangerschaftsdiabetes normalisiert das Übergewichts- und Diabetes-Risiko des Kindes, sagt die DGE.
Schwangere mit Diabetes sollten konsequent betreut und therapiert werden. Da auch das Körpergewicht der Frau entscheidenden Einfluss auf die pränatale Prägung hat, sollten Frauen bereits vor der Schwangerschaft eine Gewichtsnormalisierung anstreben und Übergewicht sowie eine übermäßige Energiezufuhr und Gewichtszunahme während der Schwangerschaft vermeiden.
Alle Medikamente haben Nebenwirkungen! Und für Schwangere ist es immer besser, auf Medikamente zu verzichten, wenn man die Krankheit mit einer Ernährungsumstellung bekämpfen kann.
Sprechen Sie bitte mit Ihren Ärzten über die Low Carb Ernährung. Sie wird diesbezüglich schon von vielen Frauenärzten empfohlen.
Die Deutsche Gesellschaft für Ernährung e. V. (DGE) forderte schon 2008 in ihrem Ernährungsbericht, die Aufnahme eines „Screenings auf Schwangerschaftsdiabetes" in die Mutterschaftsrichtlinien.

Stoffwechselstörung „Diabetes"

Diese Stoffwechselstörung „Diabetes" kann unterschiedliche Ursachen haben.

Diabetes mellitus (Zuckerkrankheit) ist eine Stoffwechselstörung, bei der die Blutzuckerwerte dauerhaft zu hoch sind. Diabetes mellitus wird in mehrere Gruppen unterteilt: Typ 1, Typ 2, Typ 3 und Typ 4.

Beim „Typ 1 Diabetes"

handelt es sich um eine sogenannte „Auto-Immun-Erkrankung". Der Körper zerstört nach und nach die Inselzellen der Bauchspeicheldrüse, die für die Produktion des Hormons Insulin verantwortlich sind. Ohne Insulin kann der Körper keine Kohlenhydrate verbrennen, so dass der Zucker aus dem Blutkreislauf nicht in die Zellen gelangen kann. Hier muss definitiv mit Insulin behandelt werden. Da das Insulin ein Eiweißstoff ist, würde es im Magen einfach verdaut werden, wenn man es einnähme - daher muss dieses Hormon injiziert oder infundiert werden, damit es nicht durch den Magen geht.

Beim „Typ 2 Diabetiker"

treten die gleichen Symptome wie beim Typ 1 auf. Oft macht sich der Diabetes Typ 2 erst sehr spät bemerkbar, was ihn so gefährlich macht. Der Diabetes Typ 2 wurde früher oft als Alterszucker bezeichnet, da vor allem ältere Menschen, davon betroffen waren. Heute sind immer mehr junge Menschen und sogar Kinder vom Diabetes Typ 2 betroffen. Eine Insulinsubstitution ist hier erst dann erforderlich, wenn alle anderen Maßnahmen nicht zum Erfolg führen.

Der „Diabetes Typ 3"

fasst eine Vielzahl verschiedener Erkrankungen zusammen. Sie lassen sich nicht immer eindeutig von den gängigeren Formen Diabetes Typ 1 und Typ 2 abgrenzen.

Der „Diabetes Typ 4"
wird auch Schwangerschaftsdiabetes (Gestationsdiabetes) genannt und gehört zu den Unterformen.
Warum ist Insulin so wichtig? Um seine vielfältigen Aufgaben (Hirntätigkeit, Herztätigkeit, Atmung, Bewegung usw.) erfüllen zu können, benötigt der Körper Energie. Diese gewinnt er aus der Nahrung durch das Verbrennen von Nährstoffen.
Je nachdem wie wir heute Leben, so wird es uns im Alter auch gehen. Achten wir heute schon auf eine gesunde und ausgewogene Ernährung sowie einen guten Lebensstil, werden wir auch später noch davon profitieren. Sind Sie bereits Diabetiker, können Sie Ihren Blutzuckerspiegel mit der richtigen Ernährung auf einem niedrigen Stand halten oder sogar senken. Das beste natürliche Mittel gegen Diabetes ist der Verzicht auf kohlenhydratreiche Nahrungsmittel.

INFOS
Eiweißpulver als Mehlersatz (Proteinpulver)
In vielen Rezepten „mit Eiweißpulver" wird ein Proteinpulver mit wenig KH (Kohlenhydrate) verwendet.
Bei kohlenhydratarmer Ernährung (Low Carb) achtet man auf die KH. Die KH sind von Firma zu Firma verschieden (0,5 KH auf 100 g – 2,8 KH auf 100 g).
Das Eiweißpulver wird von Sportlern „eigentlich" für den Muskelaufbau benutzt. Es eignet sich auch zum Backen und Kochen in einer kohlenhydratarmen Ernährung.
Man bekommt dieses Pulver in allen möglichen Geschmacksrichtungen (auch mit neutralem Geschmack). Kaufen kann man es in Sportgeschäften, Bodybuildershops, großen Supermärkten und Reformhäuser.
Wer mehr Infos über Eiweißpulver erfahren möchte, gibt dieses Wort einfach als Suchfunktionswort ein.

Xylit

Xylit besitzt die gleiche Süßkraft wie der herkömmliche Haushaltszucker.

Der Zuckerersatzstoff verstoffwechselt weniger Insulin im Körper und wird aus diesem Grunde oft in Produkten für Diabetiker verwendet.

Zum Beispiel: Während ein Gramm Saccharose zirka 4 g Kalorien enthält, sind es bei Xylit nur 2,4 Kalorien pro Gramm.

Er ist auch bekannt unter den Namen "Birkenzucker oder Xylitol" und schmeckt genauso süß wie normaler Zucker. Auch hat er eine ähnliche Konsistenz.

Er gehört (chemisch betrachtet) nicht zu den Kohlenhydraten (KH), sondern zu den Zuckeralkoholen (E 967).

Haben Sie aber einen Arzt, der mit Ihnen diesen Low Carb Weg gehen möchte, dann wird er Ihren Zuckerspiegel regelmäßig kontrollieren.

Gute Kohlenhydrate sind:

- Gemüse
- Obst
- Nüsse
- Vollkornprodukte
- Milchprodukte
- Blattsalate

Schlechte Kohlenhydrate sind:

- Zucker
- Mehlspeisen (Nudeln, Brot)
- Kartoffeln
- Reis
- Alkohol

Fazit: Damit Sie sich nicht überfordert fühlen, empfehle ich Ihnen die ersten Tage keine KH zu zählen und ab dem Mittagessen diese schlechten Kohlenhydrate (wie Zucker, Reis, Mehlspeisen und Kartoffeln) zu meiden und stattdessen mehr Gemüse auf den Teller bringen.

Kombinieren Sie Gemüse mit Milchprodukten, Fisch oder Fleisch (auch Geflügel), gesunden Fetten und Vollkorn (aber wenig).

Gemüse ist fast uneingeschränkt zu empfehlen und hat in der Low Carb Ernährung einen hohen Stellenwert.

Es gibt Gemüsesorten mit wenigen KH und welche mit mehr KH.

Z. B.: Brokkoli. Er gehört zu den Kreuzblütlern und ist ein wahres Superfood. Studien haben gezeigt, dass ein regelmäßiger Genuss die Insulinresistenz bei Diabetes Typ Zwei abmildern kann. Zirka 100 g haben 6 g KH.

Wenn Sie Salat kaufen, kaufen Sie eigentlich fast nur Wasser. Blattsalat hat nicht viele Nährstoffe und Mineralien. Der Vorteil von Salaten ist die Sättigung und sie tragen zum Flüssigkeitshaushalt bei. Sie schmecken frisch und knackig und man kann mit den Blättern geschickt Teller oder Platten dekorieren.

100 g Kopfsalat haben 1 g KH.

Der Spargel hat nur 4 g KH pro 100 g.

Kauft man ihn im Glas, hat man ein schnelles Gemüsegericht zum Abend – eingewickelt in gekochtem Schinken.

Auch in Pilzen stecken nur wenige Kohlenhydrate.

Sie helfen gegen Entzündungen (entzündungshemmend) und sind gut bei Herz-Kreislauferkrankungen.

100 g Pilze haben 1 g KH.

Es gibt zwei Arten der Zucchini: Grün und gelb.

Sie gehört zur Familie der Kürbisse und ist reich an Vitamin C. 100 g Zucchini haben 3 g KH.

Der Spinat ist reich an Vitaminen und Mineralien und mit einer Portion gekochtem Spinat (150 g) deckt man mehr als den Tagesbedarf an Vitamin K. Gekochter Spinat besitzt 3 Gramm Kohlenhydrate pro Portion.

Die Avocado wird eigentlich offiziell als Frucht bezeichnet und hat einen starken Fettanteil aber wenige Kohlenhydrate.

Pro Portion (150 g) sind das 13 g Kohlenhydrate.

Die Frucht ist relativ fetthaltig und voller Ballaststoffe, dafür unterstützen sie aber auch die Kräftigung des Herzens. Es stellt sich ein zügiges Sättigungsgefühl ein.

Der Blumenkohl dient mir oft als Kartoffel-Ersatz.

Z. B. Zart gekocht (in Salzwasser zirka 10 Minuten) lege ich ihn in Stücke auf ein Backblech (mit Backpapier) und überbacke ihn im Backofen (180 Grad zirka 25 Minuten) mit Käse (z. B. Emmentaler (Null g KH)).

100 g gekochten Blumenkohl enthalten 2 g KH.

Grüne Bohnen gehören zur Familie der Hülsenfrüchte, genau wie Linsen und Erbsen.

100 g grüne Bohnen haben 3,5 g KH.

Hülsenfrüchte haben dagegen viele Kohlenhydrate. Diese sind aber komplex und lassen den Blutzuckerspiegel nur langsam ansteigen und abflachen. Sie besitzen außerdem viel hochwertiges Eiweiß. Es kommt zu keinem Heißhunger und auch die Sättigung hält lange an.

Zu den wichtigsten Hülsenfrüchten gehören Bohnen, Linsen, Erdnüsse und Kichererbsen. Es gibt weltweit über 18000 verschiedene Hülsenfruchtsorten.

Z. B. 100 g Erbsen (gekocht) haben 12,8 g KH.

Viele, die Low Carb leben, lehnen die Karotte ab, da sie pro 100 g starke 10 g Kohlenhydrate enthält.

Wenn ich Lust habe, diese Karotten (auch Möhre, Mohrrübe, Gelbrübe, Riebli oder Wurzel genannt) zu essen, tue ich es.

Nüsse sind auch bei Low Carb wichtig.

Sie bestehen aus Omega-3 und Omega-6 Fettsäuren. Der Körper kann diese nicht selbst herstellen. Sie sind wichtig für viele Körperfunktionen und auch optimale Energie-Spender für Körper und Seele.

Sie haben einen hohen Anteil an mehrfach ungesättigten Fettsäuren und enthalten nur wenig gesättigte Fettsäuren. Dies ist wichtig für Herz und Kreislauf sowie auch einen gesunden Cholesterinspiegel.

Wissenschaftliche Untersuchungen zeigten, dass Nüsse das Risiko für Diabetes und Parkinson senken (Harvard Universität). Sie haben wertvolle Inhaltsstoffe, dazu gehören die Vitamine B1, B2, B3, B6, Folsäure und Vitamin E. Hinzu kommen Mineralstoffe und Spurenelemente Magnesium, Kupfer, Kalium, Phosphor, Selen, Eisen und Zink.

Eine Portion Nüsse entspricht etwa 50 g (zirka eine handvoll). Z. B. die Walnuss ist reich an Vitamin E, das rheumatischen Erkrankungen sowie Gelenk-Schmerzen entgegen wirkt.

100 g Walnuss haben 12,4 g KH.

Die Mandel hat eine große Bedeutung bei Low Carb – es gibt viele Rezepte mit gemahlenen Mandeln. Gemahlene Mandeln nimmt man auch zum Backen. Es ist eine perfekte Alternative zu Mehl.

100 g Mandeln haben 22 g KH.

Die Haselnuss hat einen sehr positiven Einfluss auf Magen und Darm sowie auch auf das Knochenmark. Man sollte sie sehr gut kauen.

100 g Haselnüsse haben 17 g KH.

Macadamia-Nüsse wachsen in Australien und haben eine extrem harte Schale. Aus diesem Grunde sollte man sie immer ohne Schale kaufen. Mit diesen Nüssen kann man zu hohe Cholesterinwerte um bis zu 30% senken (das ergaben Studien in Australien). Sie liefern viel Zink für die Immunkraft.

100 g Macadamia-Nüsse haben 4 g KH.

Wenn Sie also Nüsse kaufen, schauen Sie bitte auf die Verpackung, dort sind immer die KH angegeben.
Das gilt auch für Käse- und Wurstverpackungen, Quark und Joghurt, eingefrorenes Gemüse, Obst in Gläser usw.

Zirka zehn Prozent der Erwachsenen leiden an Reizdarm.
Sollten Sie unter Verdauungsproblemen, wie etwa Sodbrennen, Völlegefühl, Bauchkrämpfe, Blähungen bis hin zu täglichen Durchfällen leiden, so möchte ich Ihnen meine Freundin "Sabine Beuke" vorstellen. Sie ist Buchautorin, Journalistin und erfolgreiche Bloggerin für das Thema "Reizdarm".
Quelle: https://sabinebeuke.de/

Das Reizdarmsyndrom ist eine Störung im Verdauungstrakt und eigentlich als harmlos zu bewerten, wären da nicht die wiederkehrenden schmerzhaften Symptome, die das alltägliche Leben zur Qual machen.
Um den Darm positiv bei seiner Verdauungsleistung zu unterstützen, kommt es auf die richtige Wahl der Ernährung an.
Die Ursachen für diese Krankheit sind noch nicht ganz geklärt. Vermutlich spielen jedoch eine falsche Ernährung (zu viele Kohlenhydrate), Stress, aber auch Angst und andere psychische Belastungen eine Rolle.
Mit der richtigen Ernährung können Sie massive Verdauungsprobleme bekämpfen.

Low Carb Fladenbrot

❖ **Zutaten:**
200 g Frischkäse
6 Eier
1 EL Sesamkörner, 1 EL Leinsamen
1 P Backpulver, ½ TL Salz, 1 EL Olivenöl

❖ **Zubereitung:**
Eier trennen und das Eiklar sehr steif schlagen. In einer zweiten Schüssel das Eigelb und den Frischkäse schaumig rühren. Sesamkörner, Leinsamen und Salz dazugeben, Eischnee vorsichtig unterheben. Backpapier mit dem Olivenöl einstreichen. Auf dem Backblech 6 platte Häufchen verteilen und bei 160 Grad zirka 25 – 30 Minuten backen.

Kichererbsen-Brot

❖ **Zutaten:**
400 g Kichererbsenmehl
200 g Butter
1 TL Salz, 2 TL Natron
10 Eier
4 EL grob gemahlene Haselnüsse

❖ **Zubereitung:**
Eier trennen, Eiweiß steif schlagen. Restliche Zutaten (nur 2 EL Nüsse) miteinander verrühren, Eiweiß unterheben. Kastenform mit Butter einstreichen und mit 2 EL Haselnüssen ausstreuen, den Teig einfüllen. Bei 180 Grad zirka 50 Minuten backen.

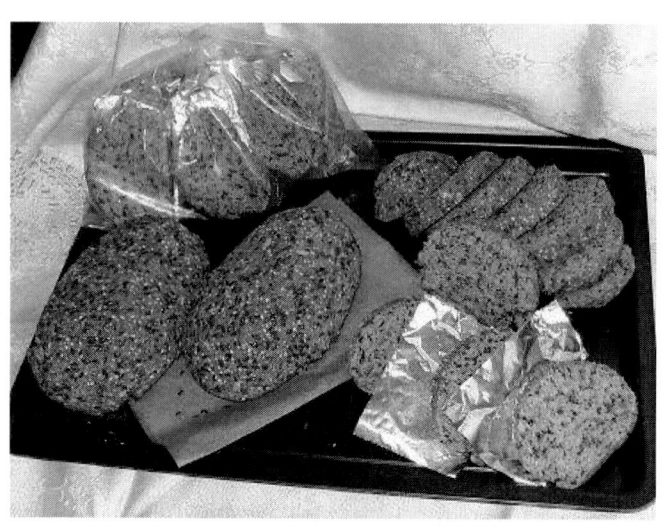

Low Carb Körnerbrot (Backen auf Vorrat)
Menge: Ergibt 10 Brote à 400 g / Pro Brot 8 - 10 Scheiben
Pro 1 Scheibe = 12 Kohlenhydrate

❖ **Zutaten:**

500 g Sesamkörner
500 g Leinsamen
200 g Sonnenblumenkerne
600 g gem. Mandeln
700 g Eiweißpulver
6 Päckchen Trockenhefe
1 gehäufter EL Salz
6 Eier
250 ml Sonnenblumenöl
750 g sehr warmes Wasser

❖ **Zubereitung:**

Eine sehr große Schüssel nehmen, alle trockenen Zutaten (auch die Trockenhefe) hinein geben und gut durchmischen. Anschließend alle nassen Zutaten hinzu geben und gut durchkneten.

Der Teig bröselt etwas. Auf einer Waage je 400 g abwiegen und zu einer länglichen (Durchmesser: ca. 7 - 8 cm) Rolle formen. Die Rolle ist ca. 13 - 15 cm lang.

Auf ein Backblech (mit Papier auslegen, NICHT einfetten) passen 6 Brote. Backzeit: zirka 45 Minuten bei 180 Grad.

ACHTUNG: Das Brot vor dem Backen zirka 45 Minuten gehen lassen!

Jedes Brot in ca. 8 - 10 Scheiben schneiden und einfrieren (Zwischen jede Scheibe ein kleines Stück Alufolie legen).

Frisch hält sich das Brot zirka 3 - 4 Tage (Im Kühlschrank).

Gefroren nach Bedarf auf den Toaster legen und jede Seite einmal toasten.

Tipp: Bestreichen Sie ein paar Scheiben des Brotes leicht mit Schmand und legen es auf ein Backblech (mit Backpapier). Mit Gewürzen wie: Etwas Salz, Pfeffer, (wenig Paprika und Pizza-Gewürz) würzen und dann mit jungem Gouda im Backofen bei 160 Grad 10 Minuten überbacken. Dazu Salat reichen.

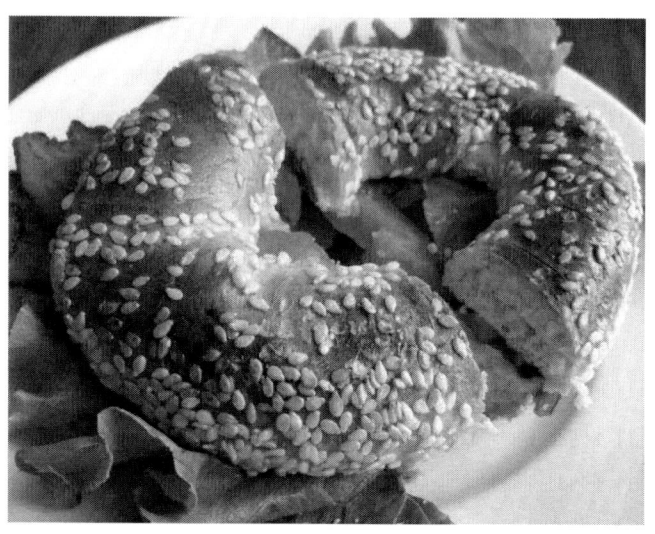

Low Carb Bagel (Backen auf Vorrat)
8 Bagel/ pro Bagel 3,5 Gramm Kohlenhydrate

❖ **Zutaten:**

60 g Sesam
100 g Goldleinsamen (fein gemalen)
70 g Kokosmehl
100 g Magerquark
230 g Mozzarella
3 kleine Eier
3 TL Backpulver
2 Eigelbe (zum Bestreichen)
2 EL Sahne (zum Bestreichen)

❖ Zubereitung:

Goldleinsamen und Kokosmehl mischen. Mozzarella in kleine Stücke schneiden und mit dem Quark vermischen. Über dem Wasserbad (oder Mikrowelle) unter ständigem Rühren zum schmelzen bringen, abkühlen lassen. Mit den Eiern, Leinsamen und Kokosmehl mit dem Mixer kurz mischen, dann von Hand nochmal gut durchkneten. In einer Frischhaltedose (oder Beutel) im Kühlschrank zirka 2 Stunden kühlen. Den Teig in 8 Portionen teilen. Jedes Teil zu einer Kugel formen und in die typische Bagelform bringen. Bagel auf ein mit Backpapier ausgelegtes Backblech legen. Die Eigelbe mit der Sahne mischen und die Bagel damit bestreichen. Mit Sesam bestreuen – den Sesam etwas andrücken. Zirka 25 – 30 Minuten bei 200 Grad backen (Ober und Unterhitze).

Der Unterschied zwischen Goldleinsamen und Leinsamen ist:

Es handelt sich um die gleiche Art Leinprodukten (Linum unsitatissimum).

Die braunen oder goldenen Körner stammen von Varietäten und unterscheiden sich in der Fettsäurezusammensetzung und an ihrem Quellvermögen.

Der Goldleinsamen enthält mehr Linolsäure (Omega 6-Fettsäure) und weniger Alpha-Linolensäure (Omega 6-Fettsäure). Er besitzt ein höheres Quellvermögen.

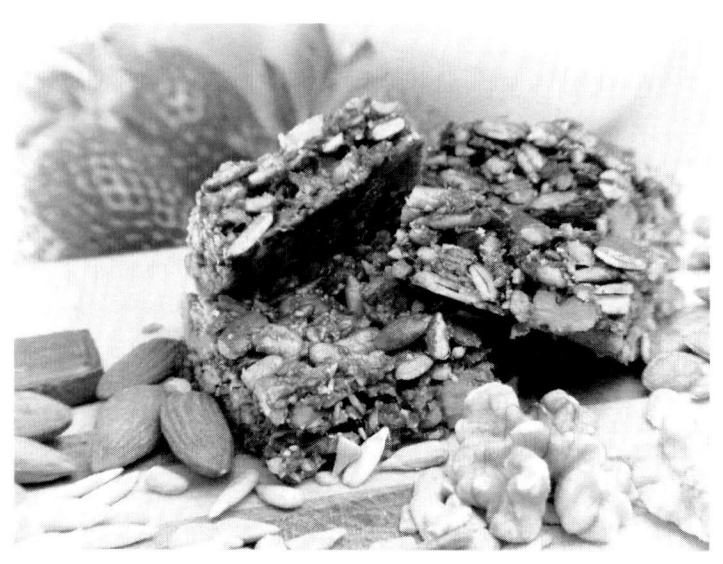

Müsliriegel (Backen auf Vorrat)
20 Riegel/pro Riegel 10 Gramm Kohlenhydrate

❖ **Zutaten:**

50 g getrocknete Aprikosen
50 g getrocknete Apfelringe
2 EL Butter
50 g Birkenzucker (Xylit)
50 g Honig
1 EL Orangenschale (Schale zum Verzehr geeignet)
1 EL Orangensaft
100 g Haferflocken
50 g Kokosraspel
5 EL Haselnüsse, gehackt
1 EL Pistazienkerne
1 EL Sesamsaat, hell

❖ Zubereitung:

Aprikosen grob hacken. Apfelringe in kleine Stücke schneiden. Butter, Zucker und Honig in einen Topf geben und erhitzen, bis die Butter schäumt und der Zucker sich auflöst. Orangenabrieb und Saft, Haferflocken, Kokosraspel, Haselnüsse, Rosinen und Apfelstückchen in den Topf geben und alles gut miteinander vermischen. Müslimasse mit einem feuchten Gummischaber (Backutensil) auf ein mit Backpapier ausgelegtes Backblech streichen. Mit Pistazien und Sesamsaat bestreuen.

Im vorgeheizten Backofen bei 160 Grad Umluft für ca. 25-30 Minuten backen. Auskühlen lassen, danach in 20 Riegel schneiden.

Vanille-Waffeln
Für 2 Portionen/ Pro Portion: 6 Gramm Kohlenhydrate

❖ Zutaten:
80 g Butter
100 g Magerquark
150 g Eiweißpulver, Vanillegeschmack
4 Eier
Ein paar Tropfen Vanille-Aroma
Öl für das Waffeleisen
2 EL Birkenzucker (Xylit)

❖ Zubereitung:
Butter in der Mikrowelle oder in einem Kochtopf schmelzen, danach mit Quark, Eiweißpulver, Eier, Rum-Aroma und Birkenzucker verquirlen.
Portionsweise in einem Waffeleisen backen.

Kokosmakronen
Ergibt ca. 18 Kokosmakronen

❖ Zutaten:
9 Eiweiß
3 TL Zitronenpulver
6 EL Streusüße(nacheinander beim Schlagen hinzufügen)
370 g Kokosflocken

❖ Zubereitung:
Eiweiß steif schlagen und die Zutaten darunter heben.

Auf das Backblech mit Papier legen.
Ca. 40 Minuten bei ca. 125 Grad im Backofen backen.
Bei geschlossenem Backofen ca. 15 - 20 Minuten abkühlen lassen.

Hefeteig für Pizza und Kuchen

❖ Zutaten:

200 g gemahlene Mandeln
50 g Eiweißpulver
150 g Gluten
1 Ei
30 ml Sahne
120 ml Wasser
20 g Trockenhefe
20 g Butter
½ TL Salz.

❖ Zubereitung:

Wasser, Sahne und das Ei verrühren und erwärmen.

Dann die Hefe hinein bröckeln mit einer Prise Zucker. Die gemahlenen Mandeln, Eiweißpulver und Gluten in eine Schüssel sieben, eine Mulde hineindrücken und dort die Hefemasse hinein geben.

Das Ganze abgedeckt an einem warmen Ort für etwa 30 Minuten gehen lassen.

Die Butter, und eine Prise Salz zum Vorteig geben und das Ganze zu einem glatten Teig kneten.

Diesen Teig zugedeckt an einem warmen Ort gehen lassen, bis sich das Volumen verdoppelt hat.

Den Teig anschließend noch einmal durchkneten.

Hackfleischbällchen mit Feigen und Mandeln

❖ **Zutaten:**

500 g gemischtes Hackfleisch
1 Ei
6 EL gemahlene Mandeln
6 EL getrocknete Feigen
1 kleine Zwiebel würfeln
2 EL gehobelte Petersilie
1 EL scharfer Senf
3 EL Olivenöl
½ TL Pfeffer
1 TL Salz
2 Prisen Muskat

❖ **Zubereitung:**

Petersilie fein hacken, Zwiebel schälen und fein würfeln. Feigen klein schneiden und pressen.

Fleisch und alle Zutaten (nicht das Öl) miteinander in einer Schüssel mischen und zu einem Fleischteig verarbeiten.

Mit den Gewürzen abschmecken und aus dem Fleischteig Hackfleischbällchen formen.

Pfanne heiß werden lassen, Olivenöl dazu geben und bei mittlerer Hitze die Fleischbällchen braten.

Pfannkuchen mit Geflügelfleischwurst

❖ **Zutaten:**

4 Eier
½ Ring Geflügelfleischwurst
1 Möhre
1 Zwiebel
1 Zucchini
1 rote Paprika
2 EL schwarze Oliven (ohne Kerne)
4 EL geriebener Käse
100 ml Sahne
3 – 4 Prisen Pfeffer
½ TL Salz
2 EL Schnittlauch
2 EL Olivenöl

❖ **Zubereitung:**

Ein hohes Backblech mit Olivenöl bestreichen.
Fleischwurst, Oliven, Zwiebel, Zucchini, Paprika und Karotte würfeln (NICHT den Schnittlauch). Alles auf ein Backblech geben.
Teig für den großen Pfannkuchen (für den Backofen):
Eier, Sahne, Pfeffer und Salz mischen, alles über die Masse geben und mit geriebenem Käse bestreuen.
Im Backofen bei 200 Grad zirka 25 Minuten backen.
Mit Schnittlauch bestreuen und in Stücke schneiden.

Puten-Rouladen mit Schmand

❖ **Zutaten:**

2 große Putenschnitzel
2 Scheiben Gouda
2 EL Petersilie, 2 EL Schnittlauch, 1 EL Zitronensaft
3 EL Crème fraîche, 3 EL flüssige Sahne
1 TL Senf (scharf)
½ TL Salz, 2 Prisen Pfeffer, ½ TL Currypulver (süß)
2 EL Butter (zum Braten)
1 Becher Schmand, 2 EL Olivenöl

❖ **Zubereitung:**

Schnitzel flach klopfen, mit Senf bestreichen und mit Salz und Pfeffer würzen. Petersilie und Schnittlauch waschen und klein schneiden. Die klein geschnittenen Kräuter auf dem Fleisch verteilen. Auf das Fleisch die Käsescheiben legen und mit Currypulver, Salz und Pfeffer würzen.

Fleisch aufrollen und mit einer Nadel zusammenstecken.

Pfanne heiß werden lassen und die Butter und Öl hinzu geben. Die Rouladen hinzufügen und bei mittlerer Hitze auf jeder Seite 4 Minuten scharf anbraten.

Den Schmand hinzu geben und zugedeckt zirka 10 Minuten schmoren lassen. Crème fraîche, Sahne und Zitronensaft zufügen und weitere 10 Minuten schmoren lassen.

Tipp: Doppelte Menge ergibt eine Mahlzeit für den 2. Tag.
Zutaten: Fleischgericht vom Vortag, zirka 400 g Gemüse aus der Dose, 100 ml Sahne, 100 ml Frischmilch, 100 g geriebener Käse, 2 EL Ananasstücke (ohne Zucker aus der Dose)
Zubereitung: Backblech mit Sahne und Milch beträufeln. Jede Roulade 3 Mal durchschneiden und auf das Backblech setzen. 1 Dose Gemüse darüber geben, evtl. ein paar Stücke Ananas (ohne Zucker) und mit zirka 100 g geriebenem Käse bestreuen. Im Backofen bei 200 Grad zirka 15 Minuten überbacken.

Hähnchenbrustfilets mit Walnüssen

❖ **Zutaten:**
4 kleine Hähnchenbrustfilets
6 EL Walnüsse (gehackt), 1 EL Mandeln (gehackt)
200 ml flüssige Sahne, 2 EL Zitronensaft
4 EL Käse (gerieben)
2 EL Schnittlauch (gehackt)
1 TL Salz (für das Fleisch), 4 Prisen Pfeffer (für das Fleisch)
½ TL Currypulver, ½ TL Paprikapulver
½ TL Salz, 3 Prisen Pfeffer
3 EL Olivenöl, 1 EL Olivenöl für die Backform

❖ **Zubereitung:**
Hähnchenfilets mit Salz und Pfeffer würzen. Pfanne heiß werden lassen. Olivenöl hinzu geben und die Filets auf beiden Seiten zirka 3 Minuten kräftig anbraten. Backform mit Olivenöl einpinseln. Die Filets in die Backform legen. Die gehackten Walnüsse und Mandeln, Sahne, Zitronensaft, Käse und Schnittlauch in einer Schüssel mischen und mit Currypulver, Paprikapulver, Salz und Pfeffer würzen. Diese Sahnemischung auf dem Fleisch verteilen. Im Backofen bei 180 Grad (Ober-/Unterhitze) zirka 25 Minuten backen.

Tipp: Doppelte Menge ergibt eine Mahlzeit für den 2. Tag.
Zutaten: Fleischgericht vom Vortag, zirka 400 g Gemüse aus der Dose, 100 ml Sahne, 100 ml Frischmilch, 100 g geriebener Käse, 2 EL Ananasstücke (Dose)
Zubereitung: Backblech mit Sahne und Milch beträufeln. Hähnchenfleisch auf das Backblech legen. 1 Dose Gemüse darüber geben, evtl. ein paar Stücke Ananas (ohne Zucker) und mit zirka 100 g geriebenem Käse bestreuen. Im Backofen bei 200 Grad zirka 15 Minuten überbacken.

Hackfleisch mit Blumenkohl

❖ **Zutaten:**

500 g gemischtes Hackfleisch
1 kleiner Blumenkohl
2 rote Chilischoten
1 Knoblauchzehe
3 EL stückige Tomaten
200 ml Fleischbrühe
4 EL Tomatenmark
1 TL Sambal Oelek
½ TL Sternanis
½ TL Koriander
½ TL Persisches Blausalz
1 – 2 Prisen Cayennepfeffer

❖ **Zubereitung:**

Blumenkohl waschen, putzen und in kleine Röschen teilen.
Chilischote waschen, längs aufschneiden, entkernen und in Würfel schneiden.
Knoblauchzehe schälen und fein hacken.
Fleisch und Tomatenmark ohne Zugabe von Fett in einem heißen Topf krümelig anbraten.
Blumenkohlröschen, Chili, Knoblauch, Tomaten und Fleischbrühe zufügen.
Aufkochen lassen und mit geschlossenem Deckel auf kleiner Hitze zirka 30 Minuten köcheln lassen.
Vor dem Servieren mit Sambal Oelek und den Gewürzen abschmecken.

Schweinebraten mit Apfel

❖ Zutaten:

600 g Schweinefleisch
½ TL Salz
2 Prisen Pfeffer
1 Zwiebel
1 Knoblauch
1 großer Apfel
150 ml Brühe
½ TL Majoran
2 EL frische Petersilie

❖ Zubereitung:

Fleisch rundherum mit Salz und Pfeffer würzen und in einen langen Bratschlauch geben.

Zwiebel und Apfel würfeln und beides um den Braten verteilen. Schlauch auf einer Seite verschließen.

Brühe in den Schlauch geben und die andere Seite des Schlauchs verschließen.

Beutel auf ein Blech legen und an der Oberseite mehrfach, mit der Gabel einstechen. Im Backofen bei 200 Grad 60 Minuten braten.

Beutel vorsichtig öffnen. Braten in Scheiben schneiden und mit Majoran und Petersilie bestreuen.

Salatgurke mit Hackfleisch überbacken

❖ Zutaten:
2 kleine Salatgurken
400 g Rinder-Hackfleisch
1 kleine Zwiebel
1 Knoblauchzehe
200 g geriebener junger Gouda
2 Prisen Pfeffer
1 TL Salz,
1 TL Curry
Zirka 150 ml flüssige Sahne

❖ Zubereitung:
Hackfleisch in der heißen Pfanne ohne Öl anbraten, die Gurken halbieren und aushöhlen.
Die Zwiebel/Knoblauch und das Innere der Gurke würfeln und zum Hackfleisch geben. Würzen und mischen.
Die Gurken mit der Mischung füllen und mit Käse bestreuen.
In eine Auflaufform legen, etwas Sahne dazu geben und für 30 Minuten im Backofen bei 180 Grad überbacken.

Schinken-Röllchen mit Spargel

❖ **Zutaten:**

4 Scheiben Kochschinken
4 Scheiben junger Gouda
2 Eier
50 ml Sahne
80 g geriebener junger Gouda
1 Glas Spargel
½ TL Salz
2 Prisen Pfeffer
½ TL Curry
½ TL Knoblauchpulver

❖ **Zubereitung:**

Die Schinkenscheibe mit einer Käsescheibe belegen und 2 – 3 Spargel darauf legen und zu Röllchen einwickeln.
In eine Auflaufform schichten.
Die Eier verquirlen, einen kleinen Schuss Sahne dazu geben und würzen und über die Röllchen gießen.
Den geriebenen Käse darüber streuen und bei 180 Grad 20 Minuten in den Backofen schieben.

Chinakohl-Salat mit Kokosdressing

❖ **Zutaten:**

350 g Chinakohl
3 mittlere Stangen Staudensellerie
2 Möhren
200 g grüne Bohnen (aus dem Glas)
4 Frühlingszwiebeln
1 Knoblauchzehe
2 EL Zitronensaft
2 EL Kokosmilch, 1 TL Kokosflocken
2 EL flüssige Sahne
3 EL Erdnusscreme (ohne Zucker)
1 EL Chilisoße
1 TL Sojasoße
½ TL Salz
1 MSP Pfeffer

❖ **Zubereitung:**

Chinakohl waschen, trocknen, in Stücke zupfen.
Sellerie und die Möhren waschen, schälen und in dünne Streifen schneiden.
Frühlingszwiebeln klein würfeln und mit dem Chinakohl, Sellerie und Möhren in eine Schüssel geben.
Den Knoblauch klein pressen.
Mit den restlichen Zutaten in der großen Schüssel mischen und zirka 20 Minuten ziehen lassen.

Tipp: Der Salat hält sich 2 Tage im Kühlschrank und passt auch zu vielen Fleischgerichten oder nur mit Low Carb Brot.

Eisbergsalat mit Grapefruits

❖ Zutaten:

3 Grapefruits
1 Avocado
2 EL Zitronensaft
1 unbehandelte Zitrone für die Scheiben
2 EL Tomatenketchup
1 Eisbergsalat
1 Eigelb
4 EL Olivenöl
1 TL Senf
1 EL Essig
3 EL frischen Schnittlauch
½ TL Chilipulver
½ TL Salz
2 MSP Pfeffer

❖ Zubereitung:

Salat waschen und die Blätter ganz lassen.
Zitrone in Scheiben schneiden.

Für die Mayonnaise: Eigelb, Senf, Öl, Essig, Salz und Pfeffer, gut miteinander verrühren und kühl stellen.
Grapefruit halbieren, das Fruchtfleisch herausschneiden und in eine Schüssel geben.
Avocado halbieren, den Stein herausnehmen und das Fruchtfleisch in Würfel schneiden.
Mit der Grapefruit mischen und mit Zitronensaft beträufeln.
Salz, Pfeffer, Chilipulver und Ketchup dazugeben und alles vorsichtig mit der Mayonnaise vermischen.
Schnittlauch grob schneiden.
Eine Glasschüssel mit den Salatblättern auslegen und den fertigen Salat darauf anrichten. Mit Zitronenscheiben garnieren und bis zum Servieren kühlstellen.

Gemüsesticks mit Joghurt-Dip
Zirka 14 KH, 16 MIN

❖ Zutaten:
300 g gemischtes Gemüse
z. B.: Kohlrabi, Möhren, Paprika Kohlrabi
2 EL frischer, geschnittener Schnittlauch (oder getrockneter)
2 EL frischer, geschnittener Petersilie (oder getrockneter)
1 Beet Gartenkresse
1 kleiner Apfel
Zirka 200 g Naturjoghurt (10% Fett)
1 EL Zitronensaft
½ TL Salz
3 – 4 Prisen Pfeffer

❖ Zubereitung:
Das Gemüse putzen und in Stifte schneiden. Schnittlauch und Petersilienblätter in feine Röllchen schneiden. Den Apfel schälen, entkernen und fein würfeln – mit dem Zitronensaft (1/2 EL) mischen. Joghurt mit Salz, Pfeffer und ½ EL Zitronensaft mischen. Gartenkresse mit der Schere abschneiden und die Hälfte mit dem Apfel und den Kräutern unter den Joghurt mischen. Den Rest der Kresse darüber streuen.

Avocado-Dip
Zirka 14 KH, 10 MIN

❖ **Zutaten:**

1 Scheibe Low Carb Brot
½ Avocado
3 kleine Tomaten
3 EL körniger Frischkäse
2 EL Zitronensaft
3 – 4 Prisen Salz
2 Prisen Pfeffer

❖ **Zubereitung:**

Tomaten waschen und den Stielansatz entfernen. Die Tomaten halbieren.
Die ½ Avocado schälen und den Stein entfernen.
Fruchtfleisch mit 2 TL Zitronensaft in eine Schüssel geben und fein zerdrücken (mit einer Gabel).
3 EL körnigen Frischkäse zur Avocado geben, untermischen und mit Salz und Pfeffer würzen.

LC Milchschnitte mit Mandelmilch

❖ **Zutaten für den Teig:**
4 Eiweiß (Hühnereier trennen)
70 g Eiweißpulver mit Schokogeschmack
3 Eigelbe
2 TL Kakao ohne Zucker
1 TL Backpulver
100 ml Mandelmilch (ohne Zucker)

❖ **Zutaten für die Creme:**
250 g Magerquark
30 g Eiweißpulver mit Vanillegeschmack

❖ **Zubereitung für den Teig:**
Hühnereier trennen und das Eiklar steif schlagen.
In einer 2. Schüssel aus den restlichen Zutaten (Schoko-Eiweißpulver, Eigelbe, Kakao, Backpulver) einen Teig rühren - die Mandelmilch vorsichtig hinzu geben.
Steifes Eiweiß und den Schokoteig vorsichtig vermischen und auf ein Blech (mit Backpapier auslegen) geben und glatt streichen. Bei 150 Grad zirka 16 Minuten backen.

❖ **Zubereitung für die Creme:**
Das Vanille-Eiweiß mit wenig (Tropfenweise) Mandelmilch verrühren. Es sollte eine sehr zähflüssige Masse sein! Den Quark hinzu geben und verrühren.
Im Kühlschrank für zirka 3 – 4 Stunden kalt stellen.
Die abgekühlten Schoko-Stücke in 20 Stücke teilen.
10 Stücke mit der Eiweiß-Masse bestreichen und eine Schoko-tafel darauf setzen.
Die Milchschnitten halten sich 3 Tage im Kühlschrank.

Grünkohlchips (100 g)
Zirka 4 KH, 90 MIN

❖ **Zutaten:**
Zirka 100 g geputzten Grünkohl
Zirka 2 g Macisblüte
½ TL Koriandersaat
½ TL Pigmentkörner
4 Prisen Zimtpulver
½ TL Sumach
½ TL Salz

❖ **Zubereitung:**
Den Grünkohl putzen (das Grüne von den mittleren und harten Rippen abzupfen). Den Grünkohl waschen und trocken tupfen. In chipsgroße Stücke rupfen.
Die Kohlstücke auf ein Backblech (mit Backpapier auslegen) legen.
Nicht zu dicht und auch nicht übereinander legen!
Im vorgeheizten Backofen bei 130 Grad auf der 2. Schiene zirka 10 Minuten knusprig garen.
Die Backofentür mit einem Holzlöffel einen Spalt breit offen halten.
Eine Pfanne heiß werden lassen und den Koriander leicht rösten, abkühlen lassen.
Den abgekühlten Koriander zusammen mit Macisblüte, Pigmentkörner in der Küchenmaschine fein mahlen.
Mit Zimt, Sumach und Salz mischen und zu den Grünkohlchips servieren.

Macis oder Mazis (auch Muskatblüte genannt), wird der Samenmantel der Frucht des Muskatnussbaums genannt. Getrocknet oder auch gemahlen wird Macis zum Würzen von Fleischgerichten, Wurst und Gebäck verwendet.
Sumach schmeckt sehr fruchtig und sauer und wird in vielen Ländern ähnlich wie Zitrone genutzt.

Erdbeerbrot
Zirka 19 KH, 25 MIN

❖ **Zutaten:**
100 g Doppelrahmfrischkäse
2 EL trockener Wein
200 – 300 g Erdbeeren
3 Prisen Pfeffer
2 MSP Salz
2 EL frische Minzeblätter zum Garnieren
1 Scheibe Low Carb Brot

❖ **Zubereitung:**
Käse mit dem Wein cremig rühren und mit Salz abschmecken. Erdbeeren waschen, Stiele auszupfen und die Früchte mit Küchenpapier trocken tupfen und dann halbieren.
Die Brotscheiben mit dem Käse bestreichen und mit den Erdbeerhälften belegen.
Die Brote mit dem Pfeffer bestreuen, mit der Minze garnieren.

Tipp: Wenn Sie dieses Gericht für die Arbeit mitnehmen möchten, dann schneiden Sie sich Brotscheiben, halbieren die Erdbeeren.
Erdbeeren, die Minzeblätter und die Käsecreme getrennt in Frischhaltedosen aufbewahren. Erst am Arbeitsplatz anrichten.

Diese Käse-Erdbeercreme schmeckt auch sehr gut als Dipp zu exotischen Fleischsorten.

Gefüllte Tomaten mit Champignons

❖ **Zutaten:**
4 große Tomaten
300 g Champignons
150 g Ziegenkäse
120 g Gouda-Käse
2 EL Zitronensaft
200 ml flüssige Sahne
½ TL Chilipulver
½ TL Salz
2 – 3 Prisen Pfeffer
3 EL Olivenöl

❖ **Zubereitung:**
Tomaten halbieren, das Innere herauslösen, klein schneiden, in eine Auflaufform geben.
Pilze mit Öl in der Pfanne zirka 10 Minuten braten, mit dem Ziegenkäse, Zitronensaft, Sahne und den Gewürzen mischen. 1/3 der Masse in die Auflaufform geben, umrühren.
Die Tomaten in die Form setzen und mit der übrigen Masse füllen, mit Gouda bestreuen und zirka 20 Minuten bei 180 Grad überbacken.

Low Carb Infos
kurz und knapp zusammengefasst

Low Carb (LC) ist ein englischer Begriff und bedeutet: „wenig Kohlenhydrate". Es geht darum, die Kohlehydratzufuhr in der täglichen Nahrung deutlich zu reduzieren.

Es gibt sehr viel Literatur zum Thema Low Carb – ob Anhänger oder Gegner der LC-Ernährung, die Sachverhalte werden unterschiedlich beschrieben. Eine „Kohlenhydratarme Ernährung" korrigiert den gestörten Stoffwechsel und hilft das Übergewicht zu verringern. Der Blutzucker wird durch diese Ernährungsweise stabilisiert. Diese Art der Ernährung entlastet den Körper in vielen Bereichen. Bei einer Reduzierung der Kohlenhydrataufnahme wirkt sich das nicht nur positiv auf den Blutzuckerspiegel aus, sondern auch auf die Bauchspeicheldrüse. Sie schaltet bei der Produktion des Hormons Insulin einen Gang runter, dadurch wird die Gefahr gebannt z. B. an Diabetes zu erkranken. Eine „Kohlenhydratarme Ernährung" bedeutet: NICHT auf Kohlenhydrate völlig zu verzichten. Diese Ernährung steht für eine verminderte Aufnahme von Kohlenhydraten. Die Befürchtung, bei der Ernährungsumstellung eine Mangelerscheinung zu bekommen, kann widerlegt werden.

Die Ernährung wird bei folgenden Krankheiten eingesetzt:
Diabetes Typ 2, Rheuma und Gicht, MS (Multiple Sklerose), Migräne, Verstopfung & Blähungen, Sodbrennen, Krebs, Epilepsie, Übergewicht/Adipositas, AD(H)S, Magen- & Darmgeschwüren, Reizdarm, Schizophrenie, Parkinson, Alzheimer, Autismus, Wechseljahresbeschwerden, Pubertät, Entzündungsprozessen der Schleimhäute, Hautausschlägen & Akne, erhöhte Cholesterinwerte.

Kohlenhydratangaben pro 100 g

Achtung: Es gibt im Internet sehr viele Nährwertangaben für Lebensmittel und leider unterscheiden sich oft die Angaben.

Apfel geschält	12,4		Apfel getrocknet	60
Avocado 150 g	13		Aprikose getrocknet	50
Banane frisch	21,4		Banane getrocknet	66
Blütenhonig	75		Blumenkohl gekocht	1,6
Brokkoli gekocht	1,9		Dattel getrocknet	67
Ei gekocht	1,4		Emmentaler	0
Erbsen gekocht	12,6		Erdbeeren	8
Erdnüsse	7		Frischkäse	3,2
Feige getrocknet	59		Grüne Bohnen	3,5
Goldleinsamen	6		Haferflocken	56
Haselnüsse	17		Himbeeren frisch	4,8
Honig	70		Kakao (entölt)	11
Karotte	10		Kichererbsen	50
Kopfsalat	1		Leinsamen	0
Linsen gekocht	21,3		Macadamia-Nüsse	4
Mandarinen frisch	10,1		Mandeln	22
Mascarpone	4		Pilze	1
Pistazienkerne	16		Rhabarber frisch	1,4
Rosinen	67		Salatgurke	2
Sesamkörner	9		Sonnenblumenkerne	11
Sojaflocken	3		Spargel	1,6
Spinat gekocht 180 g	3		Spinat frisch	0,6
Tomaten frisch	4		Vollkornmehl	66
Walnuss	12,4		Wein, weiß, rot	2,5
Zucchini	3		Zuckermais	15,7

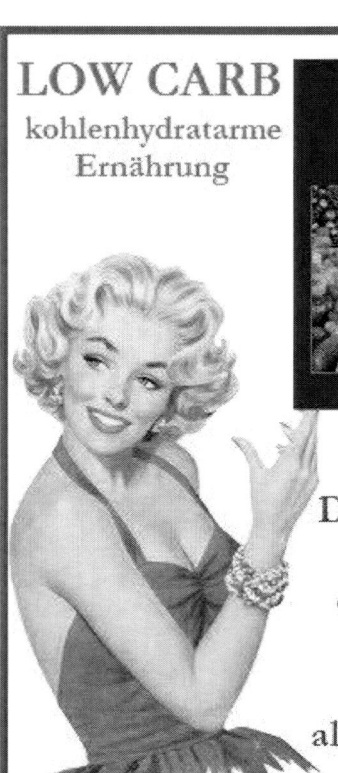
Als mögliche Auslöser der Reizdarm-Beschwerden gelten sogenannte FODMAPs, niedermolekulare Zucker, die im Korn gespeichert werden. Im Körper können sie Blähungen und Bauchschmerzen verursachen. Es gibt viele verschiedene Verdauungsprobleme, wie etwa Sodbrennen, Völlegefühl, Bauchkrämpfe, Blähungen bis hin zu täglichen Durchfällen. Die meisten basieren auf einer falschen Ernährungsweise, die auf kohlenhydratreiche Kost (viel Brot/Kuchen) zurückzuführen ist.

Um den Darm positiv bei seiner Verdauungsleistung zu unterstützen, kommt es auf die richtige Wahl der Ernährung an.

Das neue Buch " LOW CARB für Berufstätige mit empfindlichem Darm" beinhaltet schnelle, einfache und alltagstaugliche Rezepte, damit die Ernährungsumstellung auf Low Carb auch im Büroalltag locker funktioniert.

Buchdaten:
LOW CARB für Berufstätige mit empfindlichem Darm
Alle Rezepte sind mit Kohlenhydratangaben in Gramm ausgewiesen!
Autoren: Jutta Schütz, Sabine Beuke - Verlag: Books on Demand
ISBN-10: 3746097517 und ISBN-13: 978-3746097510 - Kindle Edition: EUR
Sabine Beuke - https://sabinebeuke.de/
Jutta Schütz - https://www.jutta-schuetz-autorin.de/

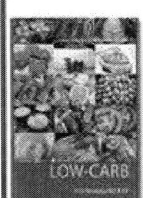
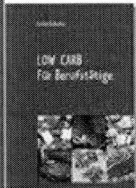
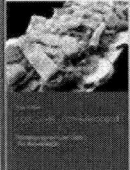

Mit den Low Carb Büchern von den Autorinnen "Sabine Beuke und Jutta Schütz" werden Sie schnell diese Ernährungsform beherrschen und alles Wissenswerte zu dieser Diät verstehen.

Die Autorinnen "Beuke und Schütz" vermitteln Motivation pur und räumen mit alten Vorurteilen auf. Anhand von vielen wissenschaftlichen Berichten von Ernährungsforschern nehmen sie die Angst vor einer kohlenhydratarmen Ernährung. Wer ihre Bücher kennt, stellt schnell fest, dass es auch viele Rezepte gibt, und dass sich die Ernährung abwechslungsreich gestalten lässt. Wichtige Informationen, die man über die Ernährung und Verdauung sonst nirgends lernt – in ihren Büchern kommen sie äußerst anschaulich und gut verdaulich auf den Tisch.

Ihre Bücher haben sich einen festen Platz in den Bestsellerlisten und in der Presse erobert und sind auch als E-Books überall im Handel erhältlich.

LOW CARB Buchtipps

Sie suchen nach Abwechslung für Ihre Low Carb Ernährung?

Die Low Carb Ratgeber enthalten umfangreiche Rezepte, ganz gleich ob Sie abnehmen wollen, gesünder essen möchten, Rezepte für die Familie, für unterwegs, oder für Festlichkeiten suchen – es gibt für jede Situationen die passenden Rezepte. Sie lernen auch die Grundlagen von Low Carb kennen und wissen so immer ganz genau, was Sie essen dürfen.

Infos: www.jutta-schuetz-autorin.de/

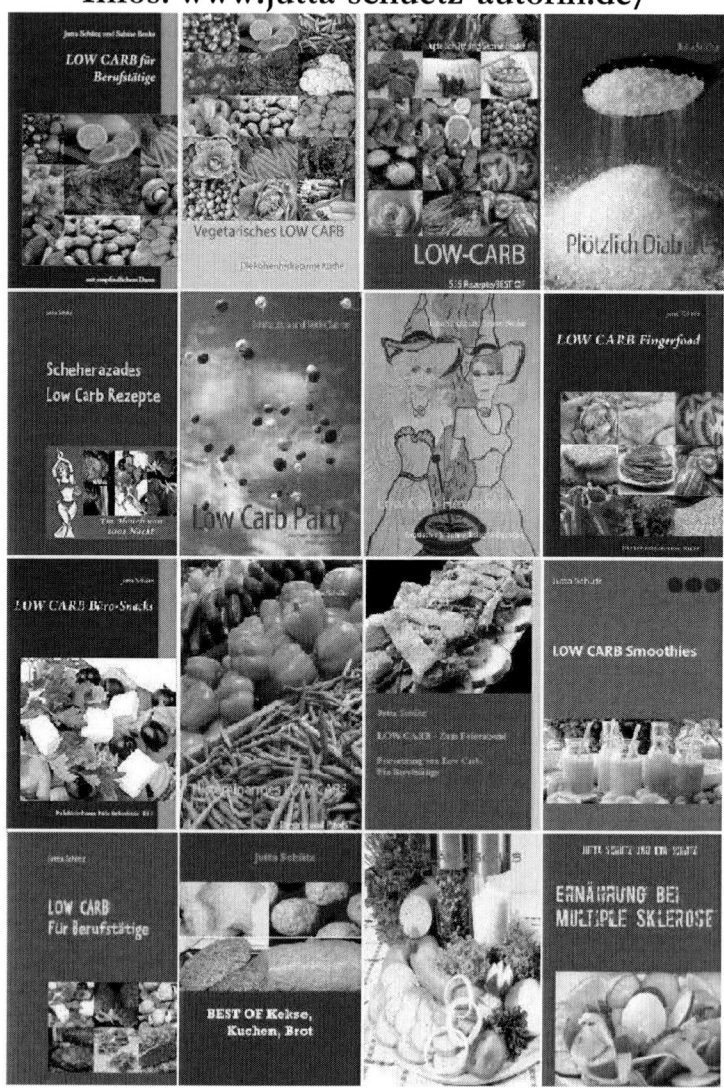

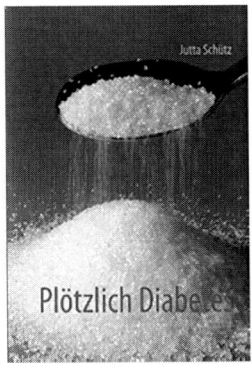

Plötzlich Diabetes - Es geht auch ohne Pillen
Autorin: Jutta Schütz - Verlag: Books on Demand
3. Auflage (25. Juni 2014)
ISBN-10: 3732247724 und ISBN-13: 978-3732247721
Taschenbuch: 112 Seiten - Sprache: Deutsch

Das blutzuckersenkende Hormon Insulin ist entscheidend am Wachstum der Fettdepots beteiligt.

Wenn wir viele Kohlenhydrate essen, wird auch viel Insulin ausgeschüttet, das den Blutzuckerspiegel wieder senkt. Es hemmt aber auch gleichzeitig die Fettverbrennung in der Muskulatur. Dies wiederum fördert die Fetteinlagerung im Fettgewebe.

Insulin ist ein Masthormon. Essen wir also zu viele Kohlenhydrate, verbrennt unser Körper weniger Fett. Dadurch sinkt unser gutes HDL-Cholesterin und die Triglyzerid-Werte erhöhen sich. Das schlechte LDL-Cholesterin wird aggressiv (atherogen). Es entsteht nicht selten eine Diabetes mellitus Typ 2, Herzinfarkt oder Schwangerschaftsdiabetes.

Die Diabetes Federation sagt:
1985 hatten weltweit – 30 Millionen Menschen Diabetes.
10 Jahre später waren es bereits 150 Millionen.
Im Jahr 2030 sollen 500 Millionen Menschen an Diabetes leiden. Dies schätzt die Weltgesundheitsorganisation (WHO).)
Nach Dr. Wolfgang Lutz soll der Mensch jeden Tag nur ca. 6 Broteinheiten zu sich nehmen.
Das entspricht etwa dem täglichen Zuckerverbrauch des Gehirns.
Das heißt: Pro 1 kg Körpergewicht (pro Tag) 0,8 g Kohlenhydrate.
Das wäre für einen 70 kg Menschen ca. 50 – 70 g Kohlenhydrate täglich.

Rezension zum Buch
"Plötzlich Diabetes"
Demnächst in 4. Auflage

Dr. Matthias Riedl schreibt über das Buch im Diabetes Blog:
Sehr geehrte Frau Schütz,
ich kann Ihr Buch aus ärztlicher Sicht ebenfalls sehr empfehlen. Es hilft anderen Betroffenen, ihre eigenen Ängste besser zu überwinden, wenn sie merken, wie andere es gemacht haben. Lesenswert! Diese Hilfe kann nur von Betroffenen geleistet werden. So relativieren sich schnell die eigenen Ängste. Nach dem ersten Schock mit der Diagnose Diabetes braucht die Seele ein paar Monate zur Akzeptanz. Dann geht das Leben weiter. Übrigens meist ohne Einschränkung der Lebenserwartung – wenn alle, Patienten und Ärzte - gut zusammenarbeiten. Genau dies haben sich das medicum Hamburg und ich persönlich zum Ziel gesetzt. Mit freundlichen Grüßen - Ihr Dr. Matthias Riedl (ärztlicher Leiter medicum Hamburg).

Dr. med. Matthias Riedl ist Facharzt für Innere Medizin und arbeitet als Diabetologe (Deutsche Diabetes Gesellschaft, Ärztekammer Hamburg) und Ernährungsmediziner. Außerdem ist er bekannt durch den Sender NDR mit der Sendung „Die Ernährungsdocs", die er seit 2012 mit dem NDR und seinen Kollegen Anne Fleck und Jörn Klasen konzipiert.
Weitere Quellen über Diabetes und Co.:
https://www.medicum-hamburg.de/de/aerzte/dr-med-matthias-riedl/